I0070575

CONGRÈS DES MÉDECINS ALIÉNISTES ET NEUROLOGISTES

DE FRANCE ET DES PAYS DE LANGUE FRANÇAISE

SIXIÈME SESSION. — BORDEAUX, 1895

# DU
# TRAITEMENT DE L'ÉPILEPSIE

PAR

## L'OPIUM ET LE BROMURE

(MÉTHODE DE FLECHSIG)

PAR LE

### Dʳ R. CHARON

MÉDECIN ADJOINT DE L'ASILE DE BAILLEUL (NORD)

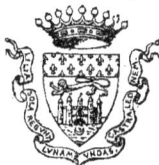

BORDEAUX

G. GOUNOUILHOU, IMPRIMEUR DE LA FACULTÉ DE MÉDECINE

11 — Rue Guiraude — 11

1896

CONGRÈS DES MÉDECINS ALIÉNISTES ET NEUROLOGISTES

DE FRANCE ET DES PAYS DE LANGUE FRANÇAISE

SIXIÈME SESSION. — BORDEAUX, 1895

# DU
# TRAITEMENT DE L'ÉPILEPSIE

PAR

## L'OPIUM ET LE BROMURE

(MÉTHODE DE FLECHSIG)

PAR LE

### Dr R. CHARON

MÉDECIN ADJOINT DE L'ASILE DE BAILLEUL (NORD)

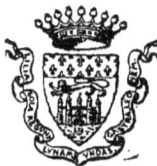

BORDEAUX

G. GOUNOUILHOU, IMPRIMEUR DE LA FACULTÉ DE MÉDECINE

11 — Rue Guiraude — 11

—

1896

DU

# TRAITEMENT DE L'ÉPILEPSIE

PAR

## L'OPIUM ET LE BROMURE

(MÉTHODE DE FLECHSIG)

Le traitement récemment préconisé par M. le professeur
Flechsig ne semble pas avoir été appliqué par un grand nombre de médecins français, si l'on en juge par les revues de
neuropathologie, qui ne rapportent sur cette méthode que
quelques communications étrangères; c'est ce qui nous en-
gage à rassembler les observations qu'il nous a été donné
de faire sur une série d'épileptiques, soumises en 1894 au
traitement opio-bromuré.

Les indications données par l'auteur de cette méthode ont
été exactement suivies: administration d'extrait d'opium à
doses progressivement croissantes, depuis 5 centigrammes
jusqu'à 1$^{gr}$05 pendant six semaines, suppression brusque de
l'opium, remplacé pendant deux mois par le bromure de
potassium à la dose de 7 grammes, puis à doses décroissantes
jusqu'à 2 grammes pendant deux autres mois.

Les dix malades, dont suivent les observations résumées,
étaient toutes jeunes ou d'âge moyen, bien portantes et
exemptes de lésions organiques; toutes avaient des attaques
convulsives depuis plusieurs années, plusieurs depuis l'enfance, d'autres depuis la puberté; une seule avait manifesté
des attaques complètes depuis quelques mois seulement. Chez
toutes ces malades, les troubles psychiques étaient contempo-
rains ou postérieurs aux premières manifestations épileptiques,
toutes s'occupaient et étaient perfectibles; il y avait donc lieu

d'espérer obtenir chez elles, en même temps qu'une diminution des manifestations épileptiques, une amélioration de l'état mental.

Pendant plus d'une année, nos malades ont été soumises à une observation toute spéciale, tant au point de vue physique qu'au point de vue mental, le traitement opiacé a été surveillé d'une façon particulière; nos malades étaient examinées chaque jour et pesées tous les deux jours; quelques précautions élémentaires ont suffi pour éviter tout accident grave, et nous n'avons dû, dans aucun cas, interrompre la médication.

Une de ces malades, dont nous avons cru devoir donner l'observation plus détaillée, a succombé quelques mois après la cessation du traitement. C'était une femme très nerveuse, émotive, épileptique tardive, dont les accès, après une diminution notable, reparurent aussi fréquents qu'auparavant. L'autopsie a montré qu'elle avait succombé à une véritable asphyxie, à la suite d'une série d'attaques. Il n'a été constaté aucune lésion organique qui permette de supposer que le traitement opiacé ait été pour quelque chose dans ce résultat malheureux.

Obs. I. — Bil... Jos..., vingt-quatre ans, célibataire. Entrée à l'Asile le 1er août 1887.

Imbécillité. Éducation nulle. Impulsions homicides et incendiaires. Épilepsie depuis l'âge de sept ans. Asymétrie faciale et crânienne. Voûte palatine en dôme profond. Aucun antécédent névropathique chez les ascendants et collatéraux. Père ivrogne.

*État avant le traitement opio-bromuré.* — État mental : Facultés intellectuelles très affaiblies. Impulsions violentes. Perversion morale et instinctive. Longues périodes d'agitation, avec de courts intervalles de calme relatif, pendant lesquels la malade s'occupe un peu et se montre facile à diriger.

État physique: Très robuste. Fonctions régulières.

*État pendant le traitement.* — Aucun trouble physique à signaler pendant l'administration de l'opium à doses progressives, si ce n'est quelques vomissements le jour de la suppression brusque. A été très irritable et violente pendant cette période. Augmentation du poids: 4 kilos.

Pendant l'administration du bromure, diminution considérable des crises convulsives. Diminution du poids, 2k500. L'état physique et les fonctions restent très satisfaisants. Reste irritable, inactive et difficile à diriger.

## TABLEAU DE L'OBSERVATION I (1).

| PÉRIODES | NOMBRE D'ATTAQUES | TRAITEMENT |
|---|---|---|
| Janvier 1894, 1re quinzaine...... | 40 à 45 | » |
| —   — 2e quinzaine...... | 50 à 55 | » |
| Février — 1re quinzaine...... | 25 à 30 | » |
| —   — 2e quinzaine...... | 20 à 25 | » |
| Mars — 1re quinzaine...... | 5 | » |
| —   — 2e quinzaine...... | 5 | » |
| Avril — 1re quinzaine...... | 25 | » |
| —   — 2e quinzaine...... | 5 à 10 | Début du traitement : opium. |
| Mai — 1re quinzaine...... | 5 à 10 | » |
| —   — 2e quinzaine...... | 5 à 10 | » |
| Juin — 1re quinzaine...... | 20 | Cessation de l'opium, bromure, 6 gr. |
| —   — 2e quinzaine...... | 40 | » |
| Juillet — 1re quinzaine...... | 0 | » |
| —   — 2e quinzaine...... | 0 à 5 | » |
| Août — 1re quinzaine...... | 0 à 5 | Bromure, 4 grammes. |
| —   — 2e quinzaine...... | 0 à 5 | » |
| Septembre 1re quinzaine...... | 0 à 5 | » |
| —   — 2e quinzaine...... | 5 | Bromure, 3 grammes. |
| Octobre — 1re quinzaine...... | 35 | Cessation du traitement. |
| —   — 2e quinzaine...... | 150 | » |
| Novembre 1re quinzaine...... | 40 | » |
| —   — 2e quinzaine...... | 15 à 20 | » |
| Décembre 1re quinzaine...... | 35 | » |
| —   — 2e quinzaine...... | 25 | » |
| Janvier 1895, 1re quinzaine...... | 25 à 30 | » |
| —   — 2e quinzaine...... | 50 à 55 | » |

*État après le traitement.* — État mental : Les facultés intellectuelles sont affaiblies et tombées à un degré sensiblement inférieur à celui qui a été noté avant le traitement, mais la malade est beaucoup plus facile. Elle s'occupe assez régulièrement, les impulsions sont plus rares et moins violentes.

État physique : Très bon. Les attaques convulsives sont redevenues très nombreuses.

Obs. II. — Mich... M..., vingt-six ans, célibataire. Entrée à l'Asile le 3 novembre 1886.

Débilité mentale avec épilepsie. Sait lire, écrire et coudre. Voûte

(1) Chacune des dix observations de ce travail était accompagnée d'un graphique des crises convulsives. Nous avons simplement reproduit sous forme de tableau numérique les graphiques de l'observation I et de l'observation X, les plus détaillées. Les autres graphiques présentaient une physionomie et des indications analogues.

palatine profonde. Asymétrie crânienne. Mère rhumatisante. Père bien portant, sobre. Pas d'hérédité vésanique ni névropathique. Fièvre cérébrale (?) à douze ans. Première attaque convulsive à seize ans, au moment des premières règles. Obnubilation intellectuelle post-épileptique.

*État avant le traitement opio-bromuré.* — État mental : Débilité mentale. Caractère instable. Sentiments affectifs développés. Facile à diriger. S'occupe régulièrement. Fonds mélancolique.

État physique : Satisfaisant. A eu quelques crises néphrétiques, suivies d'émissions d'urines sableuses; quelques coliques hépatiques avec ictère léger.

*État pendant le traitement.* — Pendant l'administration de l'opium, torpeur et besoins fréquents et irrésistibles de sommeil avec céphalalgie. Continue cependant à travailler. A la suppression de l'opium, vomissements, diarrhée, crampes pendant vingt-quatre heures. Augmentation du poids, 1 kilo.

Pendant l'administration du bromure, diminution considérable des attaques convulsives. Diminution du poids, 2 kilos. État physique bon. Continue à s'occuper. Disparition des idées mélancoliques.

*État après le traitement.* — État mental : Les facultés intellectuelles sont affaiblies, particulièrement la mémoire; le caractère est plus irritable. La malade n'est pas violente, mais beaucoup moins facile à diriger. Pendant quelques mois, le nombre et l'intensité des attaques sont redevenus ce qu'ils étaient antérieurement. Aujourd'hui (près d'un an après) les attaques sont beaucoup plus fréquentes qu'elles n'ont jamais été et sont suivies de périodes d'obnubilation assez longues de l'intelligence.

OBS. III. — Lech... Jos..., trente-quatre ans. Entrée à l'Asile le 24 décembre 1881.

Débilité mentale avec épilepsie datant de plusieurs années. Sait lire, écrire. S'occupe à des travaux de couture. Les accès convulsifs sont suivis de périodes plus ou moins longues de dépression mélancolique. Antécédents inconnus.

*État avant le traitement.* — État mental : Facultés intellectuelles affaiblies. Périodes fréquentes de dépression mélancolique avec anxiété. *Tædium vitæ.* Inaptitude au travail.

État physique : Bon. Fonctions régulières.

*État pendant le traitement.* — Avec le début de l'administration de l'opium apparaît de la surdité à droite d'abord, puis à gauche. Bourdonnements continuels. État de malaise général le jour de la suppression brusque de l'opium. Pas d'autres accidents. Diminution du poids, 2 kilos.

Pendant le traitement bromuré, diminution considérable des accès convulsifs. La surdité persiste, mais moins accentuée. État physique bon. Augmentation du poids, 1 kilo.

L'état des facultés intellectuelles n'est pas sensiblement modifié. La malade s'occupe régulièrement, mais reste constamment un peu déprimée. Facile à diriger.

*État après le traitement.* — État mental : Les facultés intellectuelles continuent à s'affaiblir d'une façon progressive. Les attaques sont redevenues aussi fréquentes qu'avant le traitement et sont suivies de périodes de dépression mélancolique plus accentuée, pendant lesquelles la malade est violente et difficile à diriger.

État physique : Il reste bon. La surdité persiste plus accentuée à droite.

Obs. IV. — Dol... Jul..., vingt-huit ans. Entrée à l'Asile le 3 novembre 1886.

Débilité mentale. Manifestations épileptiques anciennes et quotidiennes. Sait lire et écrire. Hémiparesie et hémiatrophie à droite (paralysie infantile, convulsions à l'âge de seize mois). Premier accès convulsif à quatorze ans. S'occupe. Facile à diriger. Hérédité : Mère migraineuse. Père sobre, bien portant. Un frère et une sœur aînés ont eu des convulsions. Trois frères plus jeunes sont bien portants.

*État avant le traitement.* — État mental : Très docile et affectueuse, cette malade s'occupe régulièrement. Les attaques quotidiennes ne sont suivies d'aucun trouble intellectuel. Aussitôt relevée, la malade accuse une légère céphalalgie et se remet à son travail.

État physique : Très bon. Fonctions régulières.

*État pendant le traitement.* — L'opium est très bien supporté et ne cause aucune modification de l'état physique et intellectuel. A la suppression, quelques symptômes nauséeux seulement. Augmentation du poids, 500 grammes.

Le bromure produit une diminution considérable du nombre des attaques convulsives. L'état physique reste satisfaisant. Diminution du poids, 2ᵏ500.

*État après le traitement.* — Les facultés intellectuelles se sont affaiblies d'une façon très notable. La mémoire et l'initiative sont amoindries. Le caractère est devenu très susceptible.

L'état physique reste bon. Les attaques se manifestent aujourd'hui par séries (de dix en dix jours à peu près), sauf une quinzaine, pendant laquelle la malade a eu plus de trois cents attaques. Le total mensuel est à peu près le même qu'avant le traitement.

Obs. V. — Bert... M..., quarante-deux ans. Entrée à l'Asile le 13 juillet 1876 (vingt-quatre ans).

Débilité mentale. Épilepsie depuis l'enfance. Violente depuis quelques mois. Idées de suicide. Sait lire, écrire et travailler à la couture. Pas d'hérédité connue. Signes de dégénérescence. Asymétrie crânienne. Région frontale très peu développée. Voûte palatine large et plate.

*État avant le traitement.* — État mental : Est généralement facile à diriger et s'occupe. Les facultés s'affaiblissent progressivement. Les accès convulsifs sont suivis d'incohérence des actes et des idées et d'impulsions violentes.

État physique : Très bon.

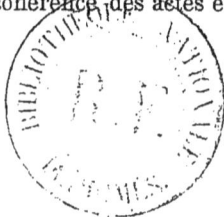

*État pendant le traitement.* — Aucun incident ni aucune modification de l'état physique pendant l'administration de l'opium. Aucune modification du poids. Aucun trouble à la suppression.

Sous l'influence du bromure, diminution très considérable des attaques. Suppression absolue pendant deux mois. Pas de modification de l'état mental. Diminution du poids, 2 kilos.

*État après le traitement.* — L'intelligence et la mémoire s'affaiblissent progressivement. La malade est difficile à diriger, moins active. Les attaques épileptiques, plus nombreuses qu'avant le traitement, sont suivies de périodes pendant lesquelles la malade est inconsciente, impulsive et très violente.

Obs. VI. — Delal... Ang..., quinze ans. Entrée le 25 octobre 1892 (treize ans).

Débilité mentale. La mère a éprouvé des émotions violentes pendant sa grossesse. Accouchement normal. L'enfant était débile, son corps était mou comme une éponge. Elle aurait eu des convulsions quelques jours après sa naissance, qui auraient continué à se manifester nuit et jour jusqu'à l'âge de trois ans. A partir de cet âge, accès convulsifs d'abord espacés, puis augmentant progressivement jusqu'à quinze à vingt par mois au moment de l'admission. Nanisme. Strabisme. Asymétrie crânienne. Fond mélancolique. *Tædium vitæ.* Sait lire et écrire. Pas d'hérédité névropathique. Père décédé à trente-huit ans. Affection cardiaque. Mère robuste. Quatre autres enfants bien portants. Une sœur est morte à treize ans à la suite d'une frayeur, d'une affection indéterminée ; elle est restée pendant huit jours « raide comme une barre de fer ».

*État avant le traitement.* — État mental : Dépression mélancolique avec inertie physique. Facultés intellectuelles obnubilées. Onanisme. Tendance à l'isolement. Une tentative de suicide. A été réglée il y a six mois pour la première fois. Depuis cette époque, les accès d'épilepsie sont plus fréquents et par séries très violents. Santé bonne. Fonctions régulières.

*État pendant le traitement.* — L'opium est bien supporté. Troubles gastro-intestinaux très légers au moment de la suppression. Diminution du poids, 1 kilo.

Le bromure n'apporte aucune modification dans le nombre ni la violence des attaques épileptiques, qui continuent à se manifester par séries, avec des intervalles atteignant jusqu'à huit jours. Légère amélioration de l'état mental. Est corrigée de ses habitudes d'onanisme. Augmentation du poids, 1 kilo.

*État après le traitement.* — Les attaques épileptiques sont plus nombreuses et plus violentes qu'avant le traitement. Elles continuent à se produire par séries et sont suivies de dépression mélancolique et d'obnubilation intellectuelle. Dans les intervalles, l'état mental est amélioré. Le fond mélancolique est beaucoup moins accentué. La malade est plus alerte, plus gaie. S'occupe régulièrement.

État physique : Bon. Fonctions régulières.

Obs. VII. — Bro... Math..., quinze ans. Entrée le 31 mai 1893.

Débilité mentale. Dépravation morale et affective. Kleptomanie. Exhibitionnisme. Attaques épileptiques depuis plusieurs années; d'abord très rares et ayant augmenté jusqu'à devenir presque quotidiennes. Sait lire et écrire. Pas d'hérédité connue. Asymétrie crânienne. Voûte profonde, étroite. Strabisme.

*État avant le traitement.* — Le même qu'au moment de l'admission. Attaques quotidiennes. S'occupe parfois un peu, mais reste difficile à diriger.

État physique : Assez bon. N'est pas encore réglée.

*État pendant le traitement.* — Pendant l'administration de l'opium, qui est bien supporté, apparition des règles pour la première fois. Pas de modification de l'état mental, ni dans les manifestations épileptiques. Augmentation du poids, 500 grammes. Aucune réaction au moment de la suppression. Avec le bromure, suppression des attaques pendant un mois, puis réapparition progressive des attaques.

État physique : Bon. Augmentation du poids, 1k500.

*État après le traitement.* — Aggravation progressive de l'état noté plus haut. Attaques plus fréquentes et plus violentes. Facultés intellectuelles affaiblies. Onanisme incorrigible. Perversion morale plus accentuée. Cette malade est inaccessible à tout moyen d'éducation. Elle a même perdu la crainte purement animale du châtiment. Très difficile à diriger.

Obs. VIII. — Ba... Ros..., dix-huit ans. Entrée à l'Asile le 21 juillet 1893.

Imbécillité. Éducation nulle. Attaques épileptiques quotidiennes depuis plusieurs années. Onanisme. Difficile à diriger. Enfant naturelle. Signes multiples de dégénérescence physique. Hérédité : Père maladif. Mère ivrogne. Quatre frères et sœurs bien portants. Voûte palatine profonde, ogivale, asymétrique. Première attaque vers l'âge de douze ans.

*État avant le traitement.* — Ne s'est pas modifié depuis l'admission. Semble inaccessible au traitement éducateur. Perversité des instincts, des sentiments. Attaques quotidiennes violentes suivies d'agitation et d'impulsions violentes.

État physique : Bon. Fonctions régulières.

*État pendant le traitement.* — Aucune modification dans l'état mental ni dans les manifestations épileptiques. Diminution du poids pendant le traitement opiacé, 500 grammes. Pas d'accidents à la suppression de l'opium.

Aucune modification dans le nombre ni dans la nature des attaques épileptiques. Diminution du poids, 500 grammes.

*État après le traitement.* — Au double point de vue physique et mental, l'état de B... est plus grave qu'avant le traitement. Augmentation notable des attaques. Affaiblissement progressif de l'appareil moteur et de l'intelligence. Très difficile à diriger. Impulsive violente.

Obs. IX. — Delf... Ang..., vingt-quatre ans. Entrée à l'Asile le 9 février 1893.

Débilité mentale. Sait lire et s'occupe à des travaux de couture. Attaques épileptiques remontant à plusieurs années, d'abord très rares, puis plus fréquentes (cinq à dix par mois) et suivies· de périodes d'inconscience avec impulsions violentes. Enfant naturelle. Pas d'hérédité connue. Asymétrie crânienne. Voûte ogivale profonde. Eczéma chronique. Première attaque vers l'âge de dix ans.

*État avant le traitement.* — S'occupe régulièrement et se montre facile à diriger. Attaques toujours nocturnes, violentes, suivies d'obnubilation intellectuelle.

État physique : Bon. Fonctions régulières.

*État pendant le traitement.* — Pendant le traitement opiacé, quelques troubles de l'appareil digestif. Congestion du erveau, sans phénomènes graves. Pas d'accidents à la suppression. Augmentation du poids, 1 kilo. Pas de modifications de l'état mental.

Pendant le traitement bromuré, diminution peu considérable du nombre des accès. Cette diminution n'est guère appréciable que pendant le premier mois. État physique reste bon. Diminution du poids, 2ᵏ500. Les attaques sont toujours nocturnes.

*État après le traitement.* — Même état physique. Les attaques sont aussi fréquentes qu'avant le traitement, toujours nocturnes, mais fréquemment suivies d'un état d'excitation assez violent. Les facultés intellectuelles, particulièrement la mémoire, sont notablement affaiblies.

Obs. X. — Reb... Al..., âgée de quarante-un ans. Entrée à l'Asile le 22 mars 1893.

État mélancolique (avec tendances au suicide, impulsions violentes) consécutif à une névrose épileptique.

*État avant le traitement.* — Cette malade n'aurait été atteinte d'aucune affection grave, ni maladies infectieuses, ni convulsions. Réglée à douze ans et toujours régulièrement, elle s'est mariée à vingt ans et a eu quatre enfants, actuellement vivants et bien portants, dont l'aîné a vingt ans, le dernier neuf ans. Couches normales. Il est impossible d'obtenir aucun renseignement utile sur les antécédents héréditaires, nous ne pouvons savoir qu'une chose, c'est que ses parents sont morts jeunes (cause inconnue) et qu'elle a eu un frère qui était bien portant, mais dont elle n'a pas entendu parler depuis de longues années.

R... aurait commencé à avoir des vertiges, il y a environ dix ans, à l'époque de sa dernière grossesse. A cette époque remonte le début d'une suite de revers de fortune qui ont peu à peu transformé une situation très aisée en indigence. Les vertiges augmentaient peu à peu en fréquence, quand il y a environ huit mois, R... perd son mari (affection de poitrine?); c'est alors que se serait manifestée la première attaque complète d'épilepsie. Pendant les premiers mois, une attaque par semaine en moyenne. La situation de R... et de sa famille devient de plus en plus précaire, son humeur s'en ressent, elle se montre triste, sombre, très chagrine. Sa santé physique s'altére de son côté, les attaques deviennent plus nombreuses, surtout la nuit et à l'occasion des règles.

A son entrée, on note : Obnubilation intellectuelle, perte de la mémoire. Émotivité. État physique altéré. Fond mélancolique. *Tædium vitæ*. Signes physiques nombreux de dégénérescence. Sous l'influence d'un traitement reconstituant, l'état physique se restaure; R... est calme, s'occupe régulièrement, se montre facile à diriger. Émotivité persistante. Caractère épileptique. Les attaques violentes, surtout nocturnes, présentent tous les signes de l'épilepsie vraie. Pendant le jour, vertiges. Les manifestations convulsives, avant le traitement, atteignent une moyenne de deux par jour.

État physique : Bon. Fonctions régulières.

La malade reste émotive, réticente, mais l'état mélancolique est moins accentué et les facultés intellectuelles sont plus nettes. S'occupe régulièrement.

*État pendant le traitement.* — Pendant la deuxième semaine du traitement opiacé (20 à 40 centigrammes d'extrait d'opium), on note : assoupissement continuel, sensation de courbature, sommeil lourd avec réveil difficile. On doit tenir la malade en éveil pendant le jour et la forcer à se promener. Les troubles cessent bientôt pour ne plus reparaître. Aucun trouble gastro-intestinal. L'état physique reste bon. Diminution du poids, 1 kilo.

Aucun changement dans l'état mental.

Aucun accident à noter au moment de la suppression de l'opium.

Deux jours après cette suppression, vomissements bilieux. Coliques. Diarrhée. Crampes. Caractère difficile, refuse ses médicaments. Subexcitation. Mouvement fébrile. Céphalalgie. Ces troubles physiques et psychiques disparaissent complètement au bout de trois ou quatre jours. Retour à l'état signalé plus haut.

Sous l'influence du bromure, l'état mental reste ce qu'il était immédiatement avant le début du traitement.

État physique : Bon. Fonctions régulières. Augmentation du poids, 1ᵏ500.

Diminution considérable des attaques épileptiques.

### TABLEAU DE L'OBSERVATION X.

| PÉRIODES | NOMBRE D'ATTAQUES | TRAITEMENT |
|---|---|---|
| Janvier 1894, 1ʳᵉ quinzaine...... | 30 | » |
| — — 2ᵉ quinzaine...... | 35 | » |
| Février — 1ʳᵉ quinzaine...... | 25 à 30 | » |
| — — 2ᵉ quinzaine...... | 25 à 30 | » |
| Mars — 1ʳᵉ quinzaine...... | 20 à 25 | » |

| PÉRIODES | | | NOMBRE D'ATTAQUES | TRAITEMENT |
|---|---|---|---|---|
| Mars 1894, | 2e | quinzaine...... | 25 | » |
| Avril | — 1re | quinzaine...... | 25 à 30 | » |
| — | — 2e | quinzaine...... | 20 à 25 | Début du traitement : opium. |
| Mai | — 1re | quinzaine...... | 10 | » |
| — | — 2e | quinzaine...... | 10 à 15 | » |
| Juin | — 1ré | quinzaine...... | 20 | Cessation de l'opium, Bromure, 6 gr. |
| — | — 2e | quinzaine...... | 0 à 5 | » |
| Juillet | — 1re | quinzaine...... | 0 à 5 | » |
| — | — 2e | quinzaine...... | 0 à 5 | Bromure, 4 grammes. |
| Août | — 1re | quinzaine...... | 15 à 20 | » |
| — | — 2e | quinzaine...... | 15 | Bromure, 3 grammes. |
| Septembre | 1re | quinzaine...... | 25 à 30 | » |
| — | — 2e | quinzaine...... | 30 à 35 | Cessation du traitement. |
| Octobre | — 1re | quinzaine...... | 25 à 30 | » |
| — | — 2e | quinzaine...... | 25 à 30 | » |
| Novembre | 1re | quinzaine...... | 25 à 30 | » |
| — | — 2e | quinzaine...... | 25 à 30 | » |
| Décembre | 1re | quinzaine...... | 25 à 30 | » |
| — | — 2e | quinzaine...... | 63 | » |

*État après le traitement.* — L'état mental reste le même. Les attaques épileptiques se manifestent peu à peu avec leur ancienne fréquence et leurs mêmes particularités. Attaques complètes pendant la nuit, vertiges pendant le jour (moyenne : deux accès par jour). Le 16 décembre, sans modification appréciable de l'état général, R... a trente-six attaques violentes dans la journée. Les jours suivants, quatre à huit attaques par jour. État de prostration persistant. Pouls petit, irrégulier. Le 23, après trois attaques successives et très violentes, la malade reste cyanosée et succombe en état d'asphyxie.

Autopsie trente heures après la mort : Rigidité cadavérique complète. Teinte violacée de la peau. Ecchymoses nombreuses, les unes anciennes, d'autres récentes provenant des chutes pendant les attaques.

Cuir chevelu et crâne d'épaisseur et de consistance normales.

Dure-mère mince et injectée, sans adhérences aux os.

Pie-mère non adhérente. Engorgement considérable du système veineux périphérique, surtout à gauche, dans les régions rolandique et frontale.

Les sinus de la base sont gorgés de sang noir coagulé.

Poids de l'encéphale, 1,320 grammes. Cerveau, 1,170 (hémisphère gauche, 595 ; hémisphère droit, 575).

La topographie, la consistance cérébrale ne présentent rien de particulier.

Les coupes permettent de constater un piqueté hémorragique très fin de la substance blanche, pas de dilatation ventriculaire, aucune lésion apparente ni localisée, ni généralisée de la substance cérébrale.

Bulbe congestionné : coupes normales. Cervelet congestionné.

Poumons très congestionnés. Épanchement pleural. Pas d'adhérences.

Artères souples. Aucune trace d'athérome.

Cœur de volume normal rempli de caillots sanguins qui se prolongent dans les gros vaisseaux. Ventricule droit dilaté, rempli d'un seul caillot très volumineux, recouvert d'un enduit lardacé assez épais.

Le foie, les reins, la rate sont le siège de congestion intense.

Rien à signaler du côté du tube digestif ni des organes génito-urinaires.

Nous ne pensons pas que, dans le cas de R..., on puisse trouver une relation de cause à effet entre le traitement de Flechsig et l'aggravation des manifestations épileptiques. L'absence de toute lésion organique, ancienne ou récente constatée à l'autopsie, les symptômes cliniques et les constatations *post mortem* permettent de reconnaître comme cause unique du décès un arrêt de l'hématose dû à une action réflexe sur le centre respiratoire.

Pour obtenir un terme de comparaison, nous avons choisi parmi des malades présentant les mêmes conditions (au point de vue de l'âge, de l'état physique et mental) que celles dont les observations viennent d'être données, deux séries de six malades chacune. Ces douze malades ont été soumises, concurremment avec les premières, au traitement bromuré *seulement*, en commençant par la dose massive de 7 grammes par jour. Pour six d'entre elles, nous avons suivi les indications de Flechsig : 7 grammes pendant deux mois, puis doses décroissantes jusqu'à 2 grammes. Durée du traitement : quatre mois environ. Les six autres malades ont été soumises pendant six mois à la dose massive de 7 grammes par jour, puis à des doses décroissantee.

L'histoire de ces malades avant, pendant et après le traitement, donne lieu aux remarques suivantes :

*a.* D'une façon générale, les modifications observées ont été les mêmes (qualité et quantité) dans nos deux séries de six malades, ce qui semble indiquer qu'il n'y a pas avantage à continuer au delà de deux mois l'administration du bromure à doses massives. Ce médicament deviendrait inactif assez rapidement par suite d'accoutumance de l'organisme.

*b.* L'amélioration qualitative et quantitative produite par le bromure *seul* dans les manifestations convulsives est à peu près *moitié* moins considérable que celle produite par le traitement opio-bromuré.

*c.* Les modifications de l'état mental ont été inappréciables.

*d.* Dans tous les cas, quelques mois après la cessation du traitement, les manifestations convulsives étaient redevenues telles qu'elles étaient antérieurement.

Les conclusions qui découlent des observations précédentes sont à peu près conformes à celles données par le Dr J. Collins (*Medical Record*, 22 sept. 1894) :

1° Le traitement de Flechsig est facilement supporté par les épileptiques aliénés. Il ne donne lieu à aucun trouble grave, à la condition de surveiller étroitement les malades et de prendre quelques précautions élémentaires pour régulariser les fonctions digestives et favoriser l'élimination.

2° Sous l'influence de ce traitement, il se produit, dans la plupart des cas, une rémission dans les accès épileptiques de plus ou moins longue durée et allant souvent jusqu'à la cessation complète pendant quelques semaines.

3° Cette rémission porte à la fois sur la gravité et la fréquence des accès. Elle est d'environ 50 % plus considérable que celle produite par les traitements bromurés simples, appliqués dans les cas analogues.

4° Ce traitement est surtout profitable aux adultes, dans les cas graves et anciens.

5° Il s'est montré inefficace chez les sujets jeunes, particulièrement chez des jeunes filles parvenues à l'époque de la puberté.

6° L'amélioration ne s'est maintenue dans aucun cas. Trois mois après la cessation du traitement, toutes nos malades étaient retombées dans leur état antérieur. (Cette constatation est beaucoup moins satisfaisante que celle qui a été faite par le Dr Collins, qui a vu chez ses malades l'amélioration se maintenir pendant plus d'une année. Cet auteur, il est vrai, ne parle pas d'état mental et il est vraisemblable que ses observations portent seulement sur des cas d'épilepsie simple.)

7° L'état mental n'a été amélioré que dans deux cas, où des idées mélancoliques consécutives aux troubles convulsifs ont disparu en même temps que se manifestait la rémission des accès.

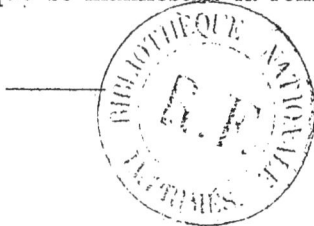

Bordeaux. — Imp. G. Gounouilhou, rue Guiraude, 11.

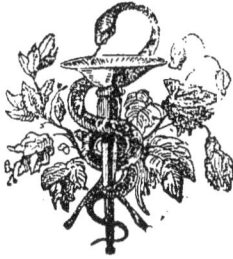

www.ingramcontent.com/pod-product-compliance
Lightning Source LLC
Chambersburg PA
CBHW050447210326
41520CB00019B/6105